AF200654

Die Qi Gong-Diät

Ernährung und Bewegung nach der TCM

Qi Gong und Diätetik sind Teile der Traditionellen Chinesischen Medizin (TCM). Das Ziel des Qi Gong besteht darin, durch Bewegung, Atmung und Vorstellung die Gesundheit von Körper und Geist zu erhalten und somit ein langes, glückliches Leben zu führen. Die Diätetik befasst sich mit der Art und Weise der Nahrungsaufnahme mit dem Ziel, diese zur Vorbeugung und Behandlung von Erkrankungen zu nutzen. Dabei gilt jeweils der ganzheitliche Ansatz, dass sich physische und psychische Aspekte gegenseitig beeinflussen. Qi Gong und Diätetik führen überdies zu Gewichtsreduktion und einer Steigerung der Leistungsfähigkeit.

Der Autor lehrt seit vielen Jahren Kung Fu und Qi Gong an seiner eigenen Schule. Beide Künste hat er zuvor von europäischen und chinesischen Meistern erlernt. Seine Qi Gong-Bücher enthalten nützliches Wissen und praktische Anleitungen in kompakter, leicht verständlicher Form. Jin bedeutet „heute" und Dao „der Weg".

Die Qi Gong-Diät, Ernährung und Bewegung nach der TCM
1.Auflage, März 2023
Copyright © Jin Dao 2023
Coverabbildung: pixabay.com
Fotos: Marlon
Herstellung und Verlag: BoD - Books on Demand, Norderstedt
ISBN: 978-3744802802

JIN DAO-Verlag
66424 Homburg
www.WT-Saarpfalz.de
E-Mail: Kontakt@WT-Saarpfalz.de

Inhaltsverzeichnis

Einleitung

Ich unterrichte seit vielen Jahren traditionelles Qi Gong. Um die daraus resultierende Erfahrung und die teilweise jahrtausendalten Übungen möglichst vielen Interessierten zugänglich zu machen, habe ich eine Reihe von insgesamt sechs praktischen Bänden verfasst. Diese tragen den Titel „Bleib jung mit Qi Gong!" und beinhalten Übungen im Stehen, im Sitzen, im Gehen und im Liegen, die teils innerer, teils äußerer Natur sind. In dem vorliegenden Buch habe ich nur eine kleine Auswahl davon wiedergeben können, da dies sonst den Rahmen gesprengt hätte. Viele weitere Übungen und nützliches Hintergrundwissen können Sie bei Bedarf in den o.g. Bänden finden.

Nach der daoistischen Lehre durchdringt das Qi alles Sein im Universum – also ebenfalls den Menschen. Qi Gong hat daher sehr viele positive Effekte auf unsere Gesundheit und unser Leben. Unter anderem führt das regelmäßige Üben zu einer Verbesserung der Stoffwechselprozesse und zum Verbrauch von überschüssigen Energiereserven, was wiederum das Wohlbefinden steigert und bei Übergewicht zu einer Gewichtsreduktion führt.

Das Qi hat naturgemäß einen langsamen Verlauf. Dementsprechend werden auch Qi Gong-Übungen stets langsam, gelassen und sorgfältig ausgeführt. Dasselbe gilt für die Zeit und die Dauer, in der wir uns unseren Übungen widmen sollten. Die Arbeit mit dem Qi ist kein Sprint, kein sportlicher Wettbewerb, keine Wellness und keine Modeerscheinung. Stattdessen sollten Sie einfache Übungen dauerhaft in Ihren Tages- oder Wochenplan integrieren. Auch wenn Sie die verblüffende energetische Wirkung des Qi Gong oft schon nach ersten Versuchen wahrnehmen können, so werden sich die besten und nachhaltigsten Erfolge im Laufe der Zeit einstellen.

Ein Buch, in dem es um den Zustand unseres Körpers geht, wäre unvollständig ohne Hinweise und Ratschläge zur Ernährung. Qi Gong ist ein Teil der Traditionellen Chinesischen Medizin ebenso wie die Diätetik – diejenige Lehre, die sich mit der Wirkung und der Zusammenstellung der einzelnen Nahrungsmittel befasst. Ein weiteres Instrument, das mittlerweile auch in der westlichen Medizin an Anerkennung gewinnt, ist die Organuhr. Diese erläutert, zu welchen Zeiten welche Organe besonders aktiv oder inaktiv sind.

Mit dem hier vermittelten Wissen, das wir als „Qi Gong-Diät" bezeichnen, sind Sie in der Lage, erste praktische Erfahrungen mit dem Qi Gong zu machen und bei Bedarf zusätzlich einige ernährungsspezifische Anpassungen vorzunehmen.

Einige Zitate von Laozi (Laotse), dem Begründer des Daoismus und Verfasser des Daodejing (Tao Te King) aus dem 6.Jh.v.Chr.:

„Das Gewaltigste in der Welt ist das, was sich weder sehen noch hören noch betasten lässt."

„Wo viel Schatten ist, muss viel Licht verborgen sein."

„Der Weise hat keine unumstößlichen Grundsätze. Er passt sich an."

„Verantwortlich ist man nicht nur für das, was man tut, sondern auch für das, was man nicht tut."

„Wer andere beherrscht ist stark. Wer sich selbst beherrscht ist mächtig."

„Wunschlosigkeit führt zu innerer Ruhe."

„Wenn du erkennst, dass es dir an nichts fehlt, gehört dir die ganze Welt."

„Wer lächelt statt zu toben, ist immer der Stärkere."

„Wer sein Ziel kennt, findet den Weg."

Was ist Qi Gong?

Qi Gong (qigong) ist neben der Akupunktur, der Arzneimittelkunde, der Diätetik und der Tuina (Massage) eine der Säulen der Traditionellen Chinesischen Medizin (TCM). Seine Anfänge werden um ca. 10.000 v.Chr. vermutet. Das regelmäßige Üben von Qi Gong hat die Zielsetzung, die körperliche und seelische Gesundheit zu erhalten, bzw. dort wiederherzustellen, wo es erforderlich ist. Außerdem soll der Körper im Allgemeinen verjüngt werden. Demzufolge wird angestrebt, Langlebigkeit in Verbindung mit einer möglichst guten physischen Konstitution zu erreichen. Einen wesentlichen Einfluss auf die Lehre haben der Daoismus, der Buddhismus und die asiatischen Kampfkünste genommen.

Qi bedeutet „Lebenskraft" oder „Lebensenergie". Chinesischen Gelehrten zufolge ist Qi die Basis aller Erscheinungen, die Urkraft allen Lebens und Nicht-Lebens. Die fernöstliche Weltanschauung besagt demnach, dass alles im Universum aus Qi, d.h. feinstofflicher Energie, besteht. Dabei ist es selbst an keine bestimmte Erscheinung gebunden, die es einschränken würde, sondern vermag je nach Bedarf verschiedene Aggregatszustände, Formen und Wirkungsweisen anzunehmen. Sammelt es sich, so manifestiert es sich zu fester Materie. Zerstreut es sich, so nimmt es feinstoffliche Formen an. Qi ist enthalten in leblosen Dingen, wie Feuer oder Wasser, in Pflanzen, wie Gras oder Bäumen, und natürlich in Menschen und Tieren. Wo Qi ist, ist Leben. Ein Stillstand oder eine Abwesenheit des Qi ist demzufolge gleichzusetzen mit dem Tod. Inmitten einer Welt, die ständigem Wandel und Veränderung unterworfen ist, stellt das Vorhandensein von Qi die einzige Konstante dar.

Gong meint „Arbeit", „Fähigkeit" oder „Fertigkeit". Man könnte *Qi Gong* demnach mit „Arbeit mit der Lebensenergie" übersetzen.

Das heute in China gebräuchliche Zeichen für Qi (siehe Abbildung 1) besteht aus zwei Einzelzeichen. Unten ist das Zeichen für „Reis" zu sehen und darüber das Zeichen für „fliegen" oder „sich verflüchtigen".

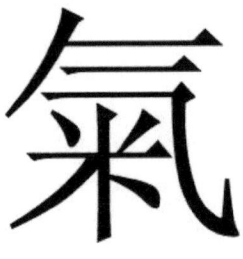

Abbildung 1

Das Qi fließt innerhalb des Menschen auf den Energieleitbahnen, den sogenannten *Meridianen*. Wenn genügend Qi im Körper vorhanden ist und frei fließen kann, dann ist der Mensch gesund. Andernfalls können Schwächungen und Krankheiten entstehen. Als Ursachen für einen Mangel an Qi oder eine Blockade des freien Flusses kommen sowohl äußere wie innere Faktoren in Betracht. Äußere Krankheitsfaktoren können Kälte, Hitze, Wind, Feuchtigkeit und Trockenheit sein. Innere Krankheitsfaktoren sind z.B. Stress, Überarbeitung und lang andauernde oder aber unterdrückte Gefühle und Emotionen, wie Zorn, Freude, Trauer, Angst und Sorgen. Darüber hinaus spielt die Lebensweise eine große Rolle, die sich durch einen achtsamen und verantwortungsvollen Umgang mit sich selbst auszeichnen sollte. Eine weitere Gefahr geht von sonstigen Faktoren, wie Exzessen, Verletzungen, Infektionen u.ä. aus.

Fühlt sich der Mensch krank, dann kann nach Auffassung der TCM Heilung herbeigeführt werden, indem das Qi durch das Üben von Qi Gong bei seiner Arbeit unterstützt wird.

Beim Qi Gong handelt es sich um ein ganzheitliches Konzept, das keine Trennung zwischen Körper, Seele und Geist kennt und immer die Gesamtheit aller energetischen Prozesse berücksichtigt. Anstatt bestimmte Symptome und Phänomene isoliert zu betrachten, aktiviert Qi Gong die Selbstheilungskräfte des Körpers – den sogenannten „inneren Arzt" – sodass er bei Bedarf in die Lage versetzt wird, sich eigenständig zu regenerieren.

Die Pflege der Gesundheit durch Kultivierung des Qi ist somit die erklärte Aufgabe des Qi Gong. Dieser Zweck wird auf folgende Weise erreicht:

1. Die Qi Gong-Punkte (Akupunkturpunkte) öffnen
2. Frisches Qi in den Körper führen
3. Verbrauchtes Qi (Xie Qi) aus dem Körper ausscheiden
4. Das Qi in Fluss bringen
5. Qi-Stauungen und -Blockaden (Disharmonien) beseitigen.

Der berühmte Daoist Ge Hong verweist in seinem Buch „Baopuzi", das auf ca. 300 n.Chr. datiert wird, auf die Allgegenwart des Qi:

„Der Mensch lebt inmitten von Qi, und Qi erfüllt den Menschen. Angefangen bei Himmel und Erde bis zu den Zehntausend Wesen, alles bedarf Qi, um zu leben. Wer das Qi zu führen weiß, der nährt seinen Körper im Inneren und wehrt nach außen hin schädigende Einflüsse ab."

Im „Klassiker des Gelben Kaisers zur Inneren Medizin" von Huang Di (vmtl. 1.Jahrtausend vor Chr.), dem Standardwerk der Traditionellen Chinesischen Medizin, heißt es:

„Das Qi des Himmels ernährt den Geist des Menschen, das Qi der Erde ernährt seinen Körper. Beide zusammen bewirken die Aktivität des gesamten Organismus."

Der berühmte Schweizer Arzt und Philosoph Theophrastus Bombast von Hohenheim, genannt *Paracelsus,* schrieb:

„Der ist ein Arzt, der um das Unsichtbare weiß, das keinen Namen hat, keine Materie und doch seine Wirkung."

Zu den positiven Auswirkungen der kontinuierlichen Durchführung von Qi Gong-Übungen gehören die folgenden:

-Stärkung des Immunsystems und der Selbstheilungskräfte
-Kräftigung der inneren Organe
-Erhöhung der Elastizität der Faszien
-Auflösen von Blockaden und Spannungen
-Linderung von chronischen Leiden
-Verlangsamung des Alterungsprozesses
-Wachheit und geistige Fitness bis in ein hohes Alter
-Gefühl von Frische und innerer Kraft
-Empfinden von Ruhe und Gelassenheit
-Verringerung des Schlafbedarfes
-Positivere Ausstrahlung auf unsere Mitmenschen
-Zuwachs an körperlicher und geistiger Flexibilität
-Verbesserte Fähigkeit, Chancen zu erkennen und Probleme zu lösen
-Zuwachs an mentaler Stärke, Belastbarkeit und Leistungsfähigkeit
-Steigerung des Selbstbewusstseins
-Höhere Lebensqualität und Lebensfreude
-Schnellere Regeneration nach Verletzungen.

Es gibt eine schier unbegrenzte Zahl an einzelnen Qi Gong-Übungen und etwa 100 konzeptionelle Arten, die allgemein anerkannt sind. Um sich über die unterschiedlichen Herangehensweisen einen Überblick zu verschaffen und diese wenigstens ansatzweise zu strukturieren, nimmt man traditionell eine Unterteilung in *innere* und *äußere* Qi Gong-Übungen vor.

Die äußeren Praktiken werden als *Wai Dan* („Äußerer Atem") be- zeichnet. Zu ihnen gehören alle Methoden, die in erster Linie auf Bewe- gung ausgerichtet sind. Kennzeichnend für Wai Dan-Übungen ist somit, dass der Körper äußerlich bewegt und innerlich entspannt ist. Die inneren Praktiken werden als *Nei Dan* („Innerer Atem") bezeichnet. Man spricht zuweilen auch vom *Stillen Qi Gong*. Dazu zählen Methoden, die von außen nicht sichtbare Prozesse in Körper und Geist auslösen, wie die Lenkung des Qis mittels der Vorstellungskraft, Atemübungen oder auch die statische Einnahme von bestimmten Körperhaltungen. Kennzeich- nend für Nei Dan-Übungen ist somit, dass der Körper innerlich bewegt und äußerlich entspannt ist.

Qi Gong-Übungen dürfen nicht mit sportlichen Aktivitäten oder Ent- spannungstechniken verwechselt werden. Damit sie ihren ganzheitlichen Gesundheitsnutzen entfalten können, müssen sie insbesondere drei Ele- mente aufweisen: Bewusstsein für die jeweilige Bewe- gung/Körperhaltung, Bewusstsein für die Lenkung und den Fluss der Energie (Qi) durch die Vorstellung und Bewusstsein für die Atmung. Zusätzlich werden häufig Entspannung, Ruhe, Natürlichkeit und Ge- mächlichkeit als Grundvoraussetzungen genannt.

Qi Gong-Übung = Bewegung + Vorstellung + Atmung

Das Qi Gong-Prinzip = Körper (Bewegung, Haltung) + Geist (Vorstel- lung – manchmal auch „Herz" genannt) + Atem

Der daoistische Philosoph Zhuangzi (Dschuang Dsi) schrieb im 4.Jahrhundert v. Chr.:

„Einatmen und Ausatmen, um Neues aufzunehmen und Altes ab- zugeben, sich recken wie ein Bär und strecken wie ein Vogel – das ist Dao Yin (Qi Gong), um das Leben zu verlängern. So praktizieren es die Weisen, wenn sie diese Kunst ausüben."

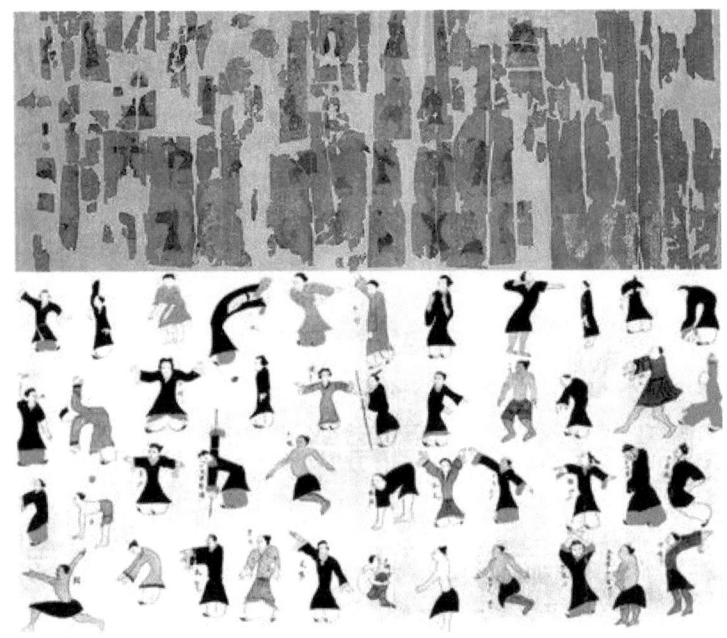

Abbildung 2

Abbildung 2 zeigt ein Seidenbild, das 1973 in Changsha (China) gefunden wurde. Fundort war das Mawangdui-Grab aus der Han-Zeit, das auf 168 v.Chr. datiert wurde. Das Bild trägt den Namen „Daoyintu" – „Anleitung zu Übungen zum Führen des Qi" und zeigt 44 Personen beim Praktizieren verschiedener Qi Gong-Übungen.

Wie wirkt sich Qi Gong auf den Körper aus?

Das Üben von Qi Gong verbessert Selbstwahrnehmung, Gleichgewichtssinn, Beweglichkeit und Achtsamkeit in Hinblick auf das alltäglichen Denken und Handeln. Dies führt wiederum zu einer Verbesserung des Körpergefühls und hilft dabei, sein individuelles Wohlfühlgewicht zu erlangen.

Forscher der Universität Queensland in Australien um den Mediziner Liu Xin führten vor einigen Jahren eine Studie durch, in der sie übergewichtige Menschen über drei Monate hinweg Qi Gong-Übungen durchführen ließen. Das Ergebnis war, dass sich die Blutdruckwerte der Probanden verbesserten und sie deutlich an Gewicht und Bauchumfang verloren. Und dies ohne eine zusätzliche strenge Diät oder sportliche Anstrengungen.

Einige Erklärungen dafür sind die folgenden:

-Die spiralförmigen Bewegungsabläufe, welche die äußeren Übungen des Qi Gong prägen, stimulieren die Muskulatur auf besondere Art und Weise, sodass vermehrt Zucker verbrannt wird.
-Das Wesen des Qi Gong besteht darin, dass im gesamten Körper ein erhöhter Fluss an Qi angeregt wird. Dies führt wiederum dazu, dass nicht benötigte Kohlenhydrate und Fettreserven verbraucht werden.
-Durch Qi Gong werden der Körper und seine Funktionen ins Gleichgewicht gebracht. Dadurch können die Organe ihre Arbeit optimal verrichten, was insbesondere bei Personen hilft, die hier unter einer Störung leiden.
-Durch die Verbesserung von Achtsamkeit, Selbstwahrnehmung und Körpergefühl wird der Mensch in die Lage versetzt, besser auf seinen Körper – seine „innere Stimme" – zu hören und zu erkennen, was für ihn gesund ist. Demzufolge werden Verhaltensänderungen begünstigt.

Wesentlich ist die Erkenntnis, dass *alle* anerkannten Qi Gong-Übungen – d.h. auch solche im Stehen, Sitzen oder Liegen – zum Erreichen von Gesundheit und einem persönlichen Wohlfühlgewicht geeignet sind.

Die Organuhr

Der Erfolg von Qi Gong beruht in einem hohen Maß auf Beobachtung, Wahrnehmung, Intuition und der daraus resultierenden Anpassung der Methoden an die eigenen, individuellen Bedürfnisse. Dessen ungeachtet ist es jedoch hilfreich, über ein Basiswissen an theoretischen Grundlagen und Fakten zu verfügen.

In der Traditionellen Chinesischen Medizin geht man davon aus, dass das Stoffwechselgeschehen in einem stetigen, zyklischen Wandel verläuft. Dies entspricht der daoistischen Philosophie der 5 Wandlungsphasen (Elemente) Holz, Feuer, Erde, Metall und Wasser. Dieser natürliche biologische Rhythmus wird anhand der sogenannten *Organuhr* dargestellt. Demgemäß hat jedes Organ innerhalb der 24 Stunden des Tages einen Zeitraum der maximalen und ebenso der minimalen Aktivität. Beachtet der Mensch die Prinzipien, die sich daraus ableiten lassen, so tut er seinem Körper einen Gefallen und lebt in Einklang mit der Natur. Weicht seine Lebensweise stark davon ab, so bedeutet dies Stress für den Organismus, der sich in Symptomen wie Schlafstörungen, Verspannungen, Herz-Kreislauf-Problemen, Mangel an Leistungsfähigkeit, Unkonzentriertheit und Müdigkeit äußern kann.

Abbildung 3 stellt die Organuhr der TCM dar. Die einzelnen Zeiträume, Funktionen und Bedürfnisse der Organe werden im Folgenden skizziert.

1.Lunge
Die Lunge erreicht ihre größte Kraft zwischen 3 und 5 Uhr morgens. Traditionell wird dieser Zeitraum als Beginn des täglichen Zyklus der Organuhr betrachtet. Um diese Zeit wird das Schlafhormon Melotonin stark ausgeschüttet. Gegen Ende des Zeitraumes kehren Aktivität und Dynamik langsam in den Körper zurück und der Blutdruck steigt wieder an.

Das Organ erreicht hingegen seinen Tiefpunkt zwischen 15 und 17 Uhr.

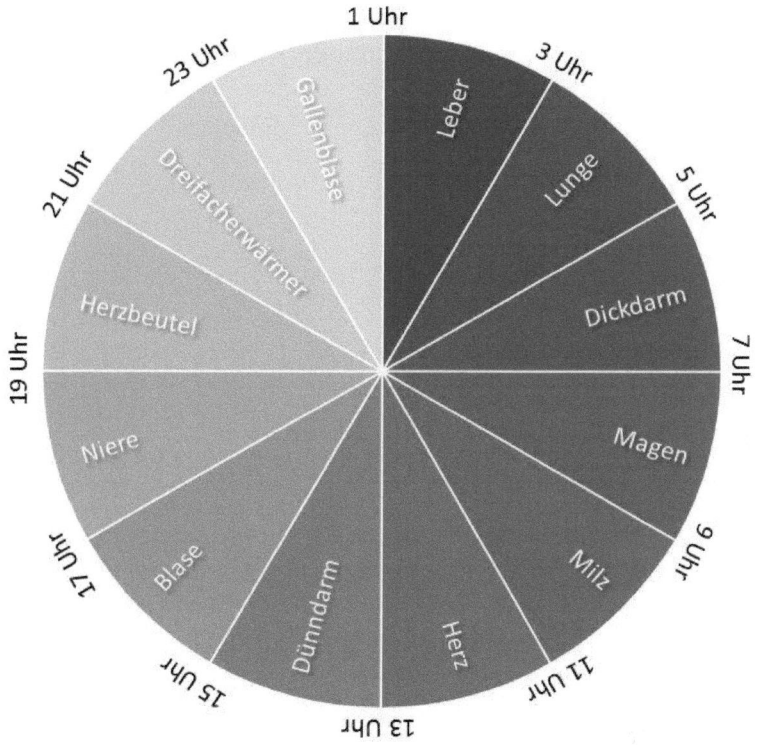

Abbildung 3

Die Lunge hat die Aufgabe, Sauerstoff aufzunehmen und anschließend Kohlendioxid wieder auszuscheiden. Dementsprechend steht sie für das Aufnehmen ebenso wie für das Loslassen. Mit der Lunge werden weiterhin die Emotionen Trauer, Kummer und Melancholie verbunden. Sie steht ebenfalls für Distanz, Mut und Wandlung.

Mit dem Atem wird gleichzeitig auch Qi in den Körper aufgenommen, weshalb die Atmung im Qi Gong eine große Bedeutung besitzt. Mit ihrer Hilfe können im Übrigen auch Hunger und andere Gefühle reguliert werden.

13

Eine gute Prophylaxe für die Lunge sind Bewegung an frischer Luft (idealerweise in den Bergen oder am Meer, da die Nähe von Sand und Steinen förderlich ist), lachen, ausreichend Schlaf, Pausenzeiten, das Reduzieren von Stress und Qi Gong-Übungen, bei denen die Atmung eine Rolle spielt. Empfohlene Lebensmittel sind z.B. scharfe Zutaten und Gewürze, Wildgerichte, Haferprodukte, Radieschen, Harzer Käse und Pfefferminztee.

2.Dickdarm

Der Dickdarm ist zwischen 5 und 7 Uhr morgens besonders aktiv. Das Gegenteil ist zwischen 17 und 19 Uhr der Fall.

Die biologische Funktion des Dickdarmes besteht darin, Wasser und Mineralien aus dem Darminhalt aufzunehmen, womit ihm eine zentrale Funktion im Immunsystem zukommt. Er verrichtet seine Arbeit mithilfe der Darmbakterien. Das, was nicht benötigt wird, wird anschließend ausgeschieden.

Der TCM zufolge besteht ein enger Zusammenhang zwischen Dickdarm, Lunge und zudem der Haut. Auch der Dickdarm steht daher für das Annehmen, das Loslassen und das Austauschen. Die mit ihm in Zusammenhang stehenden Emotionen sind die gleichen wie diejenigen der Lunge.

Förderlich für den Dickdarm ist es, den Tag mit einem Glas warmen Wasser zu beginnen. Darüber hinaus sind Bewegung, Qi Gong-Übungen und die Aufnahme von für den Stoffwechsel geeigneten Nahrungsmitteln zu empfehlen.

3.Magen

Der Magen hat seinen Höhepunkt zwischen 7 und 9 Uhr morgens und seine Ruhephase zwischen 19 und 21 Uhr.

Der Magen nimmt die ihm zugeführten Nahrungsmittel zunächst unkontrolliert auf, wobei er nur sehr grobe Reize empfinden kann. Danach werden diese mithilfe der Magensäure zerkleinert, sterilisiert und schließlich an den Dünndarm weitergereicht. Die Magenschleimhaut schützt die eigenen Zellen dabei vor möglicherweise schädlichen Einflüssen.

In der Zeit, in der der Magen besonders aktiv ist, läuft die Verdauung auf Hochtouren, weshalb die Einnahme einer kohlenhydratreichen Mahlzeit zu empfehlen ist. Lässt man diese trotz Hungergefühl aus, so reagiert der Organismus, indem er den Stoffwechsel reduziert und vermehrt Energiereserven in Form von Fett einlagert. Hier trifft das alte Sprichwort zu: „Frühstücken wie ein Kaiser, Mittagessen wie ein König, Abendessen wie ein Bettler."

Der Magen wird emotional mit Schwermut, Grübeln, dem Nachhängen an Vergangenem sowie Lebensfreude und Gier in Verbindung gebracht.

Negativ wirken sich Hektik, unterdrückter Ärger, Wut und Unzufriedenheit aus. Auch der Verzehr von zu viel Kaffee, hellem Weizenbrot und Süßigkeiten können das Organ belasten. Einen positiven Einfluss haben hingegen Ruhe und Geduld, ein ausgeglichenes Gemüt, regelmäßige, nicht zu späte Mahlzeiten und überhaupt eine geregelte und geordnete Lebensweise.

4. Milz-Pankreas

Milz und Pankreas (Bauchspeicheldrüse) sind besonders aktiv zwischen 9 und 11 Uhr morgens. In dieser Zeit ist der Organismus sehr widerstandsfähig. Die Ruhezeit der beiden Organe liegt zwischen 21 und 23 Uhr.

Die Milz schützt das Innere unseres Körpers und stellt ein Bollwerk gegen Fremdkörper dar. Sie kontrolliert außerdem die roten Blutkörperchen und baut nötigenfalls ältere oder instabile ab. Die Pankreas bildet Verdauungssäfte und reguliert den Blutzuckerspiegel.

Die Organe repräsentieren die Körpermitte und stehen für eine klare Abgrenzung von der Außenwelt und im Umkehrschluss für die Entwicklung der ureigenen Persönlichkeit. In diesem Sinne werden Impulse und Eindrücke aufgenommen und danach umgewandelt und weiterentwickelt. Nachdenklichkeit und Selbstreflexion sind typische Entsprechungen, aber auch die Fähigkeit, mit anderen Menschen sozial zu interagieren.

Sorgen wirken sich belastend aus. Auch zu kalte, zu fette und zu kohlenhydrathaltige Speisen sind ungünstig, ebenso wie eine zu späte und zu schnelle Einnahme der Mahlzeiten.

Die Milz wird gepflegt durch ausgewogene Ernährung, Bewegung und Entspannung, sozialen Kontakten sowie dem Gewinnen von Ansehen, Lob und Anerkennung.

5.Herz

Das Herz erreicht seinen Höhepunkt zwischen 11 und 13 Uhr. In diesem Zeitfenster ist es angezeigt, dem Körper keine Höchstleistungen abzuverlangen und großen Stress zu vermeiden. Zwischen 23 und 1 Uhr ist das Organ vergleichsweise passiv.

Das Herz wird auch als Kraftwerk des Körpers bezeichnet, da es das Blut in alle Bereiche des Körpers pumpt. Es besitzt eine solch starke Aktivität, dass es elektromagnetische Wellen ausstrahlt, die sich energetisch auf das Umfeld auswirken. Dies korrespondiert mit der wissenschaftlichen Erkenntnis, wonach das Herz ein eigenes Nervensystem besitzt und unabhängig vom Gehirn eigenständig Entscheidungen treffen kann.

In der fernöstlichen Philosophie hat es jedoch noch eine andere Bedeutung: demnach ist es der Sitz von Geist und Seele und verbindet Geist und Körper. Außerdem steht es in der TCM für Hitze und Feuer.

Das Herz reagiert sehr sensibel auf negative Gefühle. Auf diese Weise wird das Stresshormon Cortisol im Blut gesteigert. Dies kann so weit gehen, dass Krankheiten entstehen, Gehirnzellen geschädigt werden, die Knochendichte abnimmt und Fett schneller eingelagert wird. Hektik, schnelles und übermäßiges Reden sowie Schweißfluss können die Energie des Herzens ebenso schwächen.

Günstig auf das Organ wirken sich wiederum positive Emotionen, wie Liebe, Wertschätzung und Anteilnahme, aus. Dadurch verbessert sich die Herzfrequenz und die Ausschüttung von Stresshormonen wird verringert. Entsprechende Emotionen sind Freude, Lust und Liebe. Förderlich sind zudem Spaziergänge, Phasen der Ruhe und bei Bedarf gut gewürzte Speisen.

6.Dünndarm

Der Dünndarm hat seine wesentliche Aktivität in der Zeit zwischen 13 und 15 Uhr. In diese Zeit fällt das sogenannte „Mittagstief", da das Blut für die Verdauung benötigt wird. Medikamente können dann eine verlängerte Wirkung haben, und Ruhe oder mäßige Bewegung sind vorteilhafter als Anstrengung und Sport. Die geringste Tätigkeit des Organs findet zwischen 1 und 3 Uhr nachts statt.

Im Dünndarm wird die eingenommene Nahrung im Anschluss an den Verbleib im Magen mithilfe von Darmbakterien weiterverarbeitet. Dies bedeutet, dass eine Zerlegung in Fette, Eiweiße und Zucker erfolgt und eine Entscheidung darüber getroffen wird, ob eine Aufnahme der Bestandteile in den Körper oder eine Ausscheidung erfolgen soll. Die einzelnen Zellen, die den Darm bilden, sind dicht miteinander verbunden, um zu verhindern, dass schädliche Stoffe passieren und in den Organismus gelangen können.

Das Organ steht entsprechend für eine sorgfältige Analyse, dem Erkennen von Vielfältigkeit und den Mut, Entscheidungen zu treffen.

Beeinträchtigt werden kann der Dünndarm durch eine Unverträglichkeit von Gluten, welches das Immunsystem belastet, hohe Mengen an Fructose und Missbrauch von Schmerzmitteln oder Antibiotika. Beschädigte Darmwandzellen können andererseits wieder aufgebaut werden z.B. durch die kluge Gabe von Enzymen, Zink, Vitamin C und L-Glutamin.

Ideal für den Darm ist die Einnahme von regelmäßigen, nicht zu großen Mahlzeiten, die an den Stoffwechsel angepasst sind.

7.Blase

Die Blase arbeitet am intensivsten zwischen 15 und 17 Uhr. In diesem Zeitfenster hat der Organismus viel Kraft, Sauerstoff und CO_2 zur Verfügung, sodass die allgemeine Leistungsfähigkeit gesteigert wird. Sowohl körperliche wie auch kreative Tätigkeiten sind daher ideal möglich. Das Organ hat seine geringste Aktivität zwischen 3 und 5 Uhr nachts.

Die Harnblase ist das Schwesterorgan der Niere. Sie steht für Selbstorientierung, Stabilität und Sicherheit. Da sie der Flüssigkeitsausscheidung dient, ist es nötig, ausreichend zu trinken.

8.Niere

Die Niere hat die Phase ihrer höchsten Aktivität zwischen 17 und 19 Uhr. Die Leistungsfähigkeit verringert sich allmählich, da die Aktivität der Nerven, die die Muskeln steuern, abnimmt. Das Organ hat seinen Tiefpunkt zwischen 5 und 7 Uhr.

Die Niere saugt Flüssigkeit aus dem Körper. Ihre Aufgabe ist es dabei, Schadstoffe herauszufiltern und diese in Zusammenarbeit mit der Blase zur Ausscheidung zu bringen. Es besteht daher ein Zusammenhang zwischen Niere, Blase, Lunge, Nasennebenhöhlen und dem Knochensystem. Aufnehmen und Ausscheiden sowie Beurteilen und Entscheiden sind typische Merkmale des Organs. Aus diesen Gründen ist die Niere unverzichtbar für das Überleben des Organismus.

Ihre Emotion ist die Angst, die einen warnenden Faktor darstellt. Darüber hinaus steht sie für Willenskraft.

Starke Hitze und Kälte können die Arbeit der Nieren beeinträchtigen, bzw. die Empfindungen derselben können ein Hinweis auf eine schwache Nierenfunktion sein. Erhebliche Anstrengungen und Stress können sich ebenfalls belastend auswirken.

Ruhe und Entspannung tun der Niere gut. Darüber hinaus benötigt sie täglich eine ausreichende Menge an Wasser, um ihre Arbeit optimal verrichten zu können.

9.Pericard

Der Herzbeutel ist zwischen 19 und 21 Uhr besonders aktiv. Der Fluss des Blutes ist in dieser Zeit sehr stark, denn es verteilt die einzelnen Nahrungsbestandteile im Körper. Wenn dem Körper über die Nahrungsaufnahme gleichzeitig zu viele Kalorien zugeführt werden, dann werden diese sehr rasch als Fettgewebe eingelagert, da der Magen seine Ruhezeit hat. Die Hauptorgane des Körpers benötigen daher vielmehr Ruhe und Erholung. Die Zeitspanne, in der Organ vergleichsweise passiv ist, liegt zwischen 7 und 9 Uhr.

Das Perikard hat die Aufgabe, das Herz zu schützen und dessen Ausdehnung zu regulieren.

Unterstützt wird der Herzbeutel bei seiner Arbeit durch das Zuführen von frischem Sauerstoff, z.B. im Rahmen eines Spaziergangs, auf der Terrasse oder am Fenster.

10.Dreifacher Erwärmer

Der dreifache Erwärmer hat seine Hauptzeit zwischen 21 und 23 Uhr. In diesem Zeitraum ist der Körper am entspanntesten. Gleichzeitig ist das Immunsystem besonders aktiv. Der Zeitraum der Ruhe geht von 9 bis 11 Uhr morgens.

Der sogenannte „dreifache Erwärmer" ist ein Meridian, dem keine anatomische, organische Entsprechung zugeordnet ist. Es handelt sich um eine Energieleitbahn, die für die Wärmeregulation des gesamten Körpers zuständig ist.

Das Meridian steht für die Harmonie zwischen dem Inneren und dem Äußeren, für die Balance zwischen Träumen, Wünschen und Gedanken einerseits und der Aktivität im Hier und Jetzt andererseits.

In der Zeit, in der der dreifache Erwärmer seine höchste Aktivität erreicht, regenerieren sich die Zellen. Es ist daher zu empfehlen, nichts mehr zu essen und zu trinken und alle Belastungen für den Organismus zu vermeiden.

11.Gallenblase

Die Gallenblase erreicht ihren Höhepunkt zwischen 23 und 1 Uhr und hat ihre geringste Aktivität zwischen 11 und 13.

Die Gallenblase bildet gemeinsam mit der Leber eine Funktionseinheit. Sie entgiftet den Körper und leistet Hilfe bei der Fettverdauung und bei Verstopfungen. Entsprechend steht sie für Entscheidungskraft und Zielstrebigkeit.

Der Gallenblase zugeschriebene Emotionen sind Ärger, Wut, Niedergeschlagenheit und Gereiztheit. Darüber hinaus entspricht sie einer Aggression, die der Selbsterhaltung dient, dem Beseitigen von Hindernissen und der Fortentwicklung. Folglich kann sie ein gutes Selbstvertrauen und Selbstwertgefühl schaffen.

Im Zeitraum der erhöhten Aktivität der Gallenblase benötigt der Körper in erster Linie Ruhe und Zeit zur Selbstregeneration. Ist er hingegen noch vielen Reizen, Anstrengungen oder schwer verträglichem Essen und Trinken ausgesetzt, so kann dies am darauffolgenden Tag zu Nachwehen, wie fehlender Wachheit und Präsenz, führen.

12.Leber
Die Leber erreicht den Höhepunkt ihrer Kraft zwischen 1 und 3 Uhr morgens. Traditionell wird dieser Zeitraum als Abschluss des täglichen Zyklus der Organuhr betrachtet. Der Ruhezeitraum des Organs liegt zwischen 15 und 17 Uhr.

Bei der Leber handelt es sich um das größte Stoffwechselorgan. Einerseits produziert sie lebenswichtige Vitamine, Eiweiße und Mineralstoffe und leitet sie an andere Körperbereiche weiter. Zum anderen schützt sie die inneren Organe und den Blutkreislauf vor Stoffen, die den Organismus belasten, indem sie diese über die Galle ausscheidet. Sie wird daher mit Wandlung, Veränderung und Erneuerung in Verbindung gebracht. Gemäß der ganzheitlichen Denkweise der TCM gilt dies organisch wie geistig-seelisch.

Es heißt, dass die Leber im Allgemeinen Emotionen und Gefühle reguliert. Typische Emotionen und Eigenschaften, die mit ihr korrespondieren, sind Wut, Ärger, Bitterkeit, die Anpassungsfähigkeit von eigenen Ideen und Wertvorstellungen und die Fähigkeit, Grenzen zu ziehen und den eigenen Lebensraum festzulegen. Eine Schwäche der Leber kann zu Müdigkeit und Abgeschlagenheit führen. Aber auch Muskel-, Sehnen- und Gelenkerkrankungen können damit einhergehen.

Die Leber wird belastet durch spätes, kalorienhaltiges Essen, ein Übermaß an Alkohol oder zu wenig Schlaf. Auch zu viele kalte Speisen und Getränke können sich ungünstig auswirken.

Der Zeitraum der höchsten Aktivität der Leber bedeutet den Tiefpunkt der körperlichen Leistungsfähigkeit. Man sollte dem Körper hier Ruhe zu Selbstreinigung und Entgiftung geben. Generell ist die sorgfältige Wahl von bekömmlichen Nahrungsmitteln zu empfehlen.

Was können wir von der Organuhr lernen?

Nach Auffassung der Traditionellen Chinesischen Medizin tickt die Organuhr für alle Menschen gleichermaßen. Die damit korrespondierenden Stoffwechselprozesse haben sich im Rahmen der Evolution über viele Jahrtausende hinweg entwickelt und besitzen daher eine allgemeine Gültigkeit. Daher ist es von großem Vorteil, wenn man über die zyklischen Abläufe innerhalb des Körpers, die Zeiten der Aktivität und der Ruhe mit sich bringen, wenigstens im Ungefähren Bescheid weiß.

Nichtsdestoweniger sind die oben ausgeführten Eigenschaften und die daraus resultierenden Handlungsempfehlungen lediglich als Anhaltspunkte und Richtschnur zu verstehen und nicht als unumstößliche Dogmen. In unserer heutigen Zeit ist es nämlich nur den wenigsten Menschen möglich, sich in absoluter Weise an Regeln von Ernährung, Gesundheitsübungen und Lebensrhythmus zu halten. Dazu sind die Anforderungen von Beruf und Alltag zu enorm, zu vielfältig und zu variierend. Alles im Leben ist beständig im Fluss, und somit sind auch stets Anpassungen und Improvisationskünste vonnöten. Wer z.B. erst zu einem späteren Zeitpunkt aufsteht, der kann naturgemäß nicht um 8 Uhr das Frühstück einnehmen. Wer aufgrund ganztägiger Verpflichtungen erst am späteren Abend zum Essen kommt, der kann daran nur bedingt etwas ändern und muss sich nach den Zeiten richten, die ihm zur Verfügung stehen. Wer im Schichtdienst arbeitet oder viel auf Reisen ist, der muss mitunter tagtäglich seinen Ernährungsplan anpassen.

Das bloße Wissen über die Existenz der Organuhr und von bestimmten Bedürfnissen unserer Organe und deren Funktionskreisläufen ist immerhin bereits ein Anfang. Darüber hinaus ist unser Körper bis zu einem gewissen Grad durchaus in der Lage, sich an die jeweiligen Lebensumstände zu gewöhnen, d.h. Abweichungen vom Idealzustand zu kompensieren. Zusätzlich stehen uns für das Steigern unseres körperlichen Wohlbefindens weitere Instrumente, wie das Qi Gong und die Diätetik, zur Verfügung.

Die Diätetik

Die *Diätetik* ist derjenige Teilbereich der Traditionellen Chinesischen Medizin, der sich mit ernährungstherapeutischen Maßnahmen befasst. Die Nahrungsaufnahme wird demzufolge unter dem Gesichtspunkt betrachtet, dass sie der Vorbeugung und Behandlung von Erkrankungen dient. Dabei gilt auch hier der ganzheitliche Ansatz, dass physische und psychische Aspekte miteinander in Einklang stehen müssen. Ferner wird als Tatsache angesehen, dass die Lebensenergie Qi durch die Nahrung aufgenommen wird. Genau genommen wird Qi aus der Nahrung gebildet und anschließend mit Luft gemischt und im Körper verteilt.

Die Diätetik darf nicht mit den Merkmalen einer *Diät* im herkömmlichen Sinne verwechselt werden. Die meisten Diäten, die nach den Erkenntnissen der westlichen Schulmedizin kreiert werden, setzen in erster Linie auf folgende drei Eigenschaften: Verzicht (von Kalorien) + zeitliche Komponente (schnelle Zielerreichung und zeitliche Begrenzung) + Gewichtsreduktion als primäre oder einzige Zielsetzung. Leider hat diese Form der Steuerung der Nahrungsaufnahme nur selten die gewünschte Langzeitwirkung (Stichwort „Jojo-Effekt") und weist zudem einige gesundheitliche Risiken auf.

Qi Gong, TCM und die Diätetik gehen seit jeher einen anderen Weg. Sie erkennen zunächst einmal die Tatsache an, dass jeder Mensch ein Individuum ist und einen ganz speziellen, einmaligen Nahrungsbedarf aufweist. Des Weiteren sollte die Art und Weise der Ernährung, mit deren Hilfe unser Körper wichtige Energieressourcen gewinnt, so gestaltet sein, dass wir in der Lage sind, sie dauerhaft und nicht nur für eine kurze Zeit aufrecht zu erhalten. Sichtbare Erfolge können sich daher mitunter erst nach einer Weile einstellen, sind dafür jedoch nachhaltig und konstant. Und schließlich sind Nahrungsaufnahme, Lebensweise, energetische Übungen usw. immer unter dem höheren Ziel der Gesundheit zu betrachten, d.h. ein Verlust an Gewicht sollte kein Selbstzweck sein, sondern der Verbesserung von Leistungsfähigkeit, Wohlbefinden und inneren Funktionskreisläufen dienen.

Wenn der Mensch grundsätzlich gesund ist, dann ist es im Übrigen nicht nötig, zusätzlich Medikamente, Nahrungsergänzungsmittel usw. einzunehmen. Es ist immer besser, wenn unser Körper und Geist Gesunderhaltung und Heilung durch eigene Initiative und Kraft erzielen.

Im „Huangdi Neijing Suwen", dem „Klassiker des Gelben Kaisers zur Inneren Medizin" von Huang Di heißt es:

„Man soll Krankheiten mithilfe von Drogen mit arzneilicher Wirkkraft immer nur zu einem gewissen Teil heilen. Die Vollendung der Heilung erreiche man durch Ernährung mit den Kornarten, Fleischarten und Gemüsen. Auf diese Weise wird eine Schädigung der Lebenskraft vermieden und die Gefahr von Überdosierungen und Nebenwirkungen verringert."

Allgemeine Ernährungsregeln

Eine der grundlegenden Ernährungsregeln nach der TCM und den Prinzipien des Qi Gong besteht darin, diejenigen Nahrungsmittel und die Ernährungsweise zu identifizieren, die für den eigenen Stoffwechsel günstig sind. Hierzu sind die wichtigsten Hilfsmittel die Intuition und die Selbstwahrnehmung, d.h. die Fähigkeit, die Bedürfnisse unseres Körpers zu erkennen. Darüber hinaus existieren selbstverständlich einige Tatsachen, die zum allgemein anerkannten Wissen gehören.

Im Hinblick auf unser körperliches Wohlbefinden und das Erlangen eines Wohlfühlgewichtes zählt dazu selbstverständlich die Erkenntnis, dass der Verzehr von Kohlenhydraten und Fetten in einem vernünftigen Verhältnis zum Kalorienverbrauch stehen muss. Wer dauerhaft viele überschüssige Kalorien zu sich nimmt, der wird sich bis auf Ausnahmefälle schwertun, sein Körpergewicht nicht zu erhöhen oder gar zu verringern. Der umgekehrte Fall führt grundsätzlich zu einer Reduzierung der körperlichen Masse. Allerdings stellt sich die Frage, ob ein Verzicht als positiv für die physische und psychische Gesundheit anzusehen ist und ob eine solche Ernährungsweise auf die Dauer durchgehalten werden kann oder nur einen temporären Effekt hat.

Weiterhin wird bei Diäten, die auf Verzicht auf die Nahrungszufuhr setzen, häufig vergessen, dass dies zu einer Verlangsamung des Stoffwechsels und einer vermehrten Einlagerung von Fettgewebe führen kann. Da der Körper weiß, dass er nur wenig Energie bekommt, lagert er dieses quasi als Notfallreserve als Fett ein.

Die Nahrungsmittel, die Sie zu sich nehmen, sollten möglichst hochwertig und frisch sein. Gute Kohlenhydrate haben eine komplexe Natur und sind z.B. in Vollkornprodukten, Kartoffeln oder Naturreis zu finden. Der Körper benötigt aufgrund ihrer Molekülstruktur mehr Zeit, um sie aufzuspalten und Energie daraus zu gewinnen, sodass der Blutzuckerspiegel konstant bleibt. Quellen für wertvolle Proteine sind mageres Fleisch und Fisch sowie Hülsenfrüchte, wie Bohnen und Linsen, Saaten und Nüssen. Gesunde Fette sind solche, die über einen hohen Anteil an Omega 3- oder Ölsäuren verfügen. Lieferanten dafür sind z.B. Walnüsse, Leinsamen, Käse, Lachs, Eier, Oliven- und Rapsöl, Joghurt und dunkle Schokolade. Frisches Obst und Gemüse sollten nach saisonalen und regionalen Gesichtspunkten ausgewählt werden.

Warme Nahrungsmittel, z.B. gedünstetes Gemüse, sind für den Körper leichter und mit einem geringeren Energieaufwand zu verwerten als kalte, z.B. solche aus dem Kühlschrank oder Rohkost. Im Allgemeinen sind daher warme, kurz gegarte Gerichte mit wenig Fett zu empfehlen. Darin können Getreide und Gemüse sowie kleinere Mengen an Ölen, Fleisch, Fisch und Milchprodukten enthalten sein.

Was die Menge der aufgenommenen Nahrung, bzw. die Größe der Speisen angeht, so sind die Bedürfnisse von Mensch zu Mensch sehr verschieden. Zu wenig Essen sorgt für einen Mangel an Energiereserven, dem Herunterfahren des Stoffwechsels und darüber hinaus psychischem Stress. Zu viel an Nahrung sorgt für eine Überlastung der Bauchspeicheldrüse und führt zu einer Einlagerung von Fettreserven. Hier sollten Sie einer einfachen Regel folgen: Essen Sie dann und solange, wie Sie hungrig sind!

Wer trotz Hungergefühl auf die Nahrungsaufnahme verzichtet, der handelt wider seine Natur und tut seinem Körper und Geist nichts Gutes. Andererseits sollten Sie nicht, z.B. aus Genussgründen, übertreiben und sich regelmäßig „den Bauch vollschlagen". Im Qi Gong spricht man von der 70 %-Regel. Diese bedeutet, dass man sich immer nur bis zu dieser Grenze und nicht bis zur maximalen Kapazität belasten sollte. Beim Essen sollte man dies ebenfalls beherzigen. Wenn man entsprechend feststellt, dass man den Zustand der Sättigung nahezu erreicht hat, dann sollte man aufhören und auf einen weiteren Nachschlag, der den Organismus zwangsläufig belasten würde, verzichten. Die Menschen, die in der japanischen Region Okinawa leben und bekannt für ihre hohe Lebenserwartung sind, halten sich seit jeher an diesen Grundsatz.

Bezüglich der idealen Essenszeiten ist es zum einen möglich, sich an der Organuhr zu orientieren. Wie wir oben gesehen haben, kann unser Körper Nahrung in der Zeit zwischen 7 und 9 Uhr morgens am besten verwerten, während er am Abend kleinere Portionen, bzw. leichtere Kost bevorzugt und in der Nacht (zwischen 1 und 3 Uhr ist die Hochzeit der Leber) Erholung und Abstinenz benötigt. Zum anderen ist es jedoch wichtig, die Zeiten der Nahrungsaufnahme an den eigenen Tagesablauf anzupassen. Ein wichtiges Indiz, dass Ihr Magen richtig arbeitet, besteht darin, dass sich das Hungergefühl in konstanten Abständen, bzw. zu den gleichen Tageszeiten meldet. Wenn der Magen Hungersignale sendet, dann ist er bereit, Nahrung zu empfangen. Dies sollte man beherzigen und keineswegs ignorieren.

Auf jeden Fall sollten Sie dafür sorgen, dass Sie sich ausreichend Zeit und Ruhe zum Essen einräumen und Spaß daran haben. Zu der richtigen Einnahme der Mahlzeiten gehört, dass Sie sich hinsetzen, störende und belastende Gedanken ausblenden und sich ganz aufs Essen konzentrieren. Kauen Sie gründlich und genießen Sie achtsam und bewusst. Anstrengende Diskussionen oder Streit mit den Tischnachbarn sollten Sie hingegen vermeiden und sich stattdessen um einen liebevollen, respektvollen Umgang mit Ihrer Familie oder Ihren Freunden bemühen.

Ein weiterer essentieller Ratschlag lautet: Fühlen Sie, wie es Ihnen nach dem Essen geht!

Wenn Sie sich mit der Art, der Menge und den Einnahmezeiten Ihrer Mahlzeiten gut fühlen, dann machen Sie höchstwahrscheinlich bereits einiges richtig. Wenn Sie regelmäßig Völlegefühl, bleierne Schwere,

Übelkeit u.ä. wahrnehmen, dann sollten Sie hier oder dort Änderungen erwägen. In dieser Hinsicht sollten sie aufmerksam und ehrlich zu sich selbst sein.

Ein Sprichwort besagt, dass man nach dem Essen ruhen oder einen Spaziergang machen sollte. Dem ist beizupflichten. Wenn der Organismus mit der Verdauung beschäftigt ist, dann sollte man ihn eine Zeitlang von Anstrengungen und Belastungen fernhalten. Moderate Bewegung unterstützt den Stoffwechsel, aber auch Entspannung ist unverzichtbar. Körperliche und ebenso mentale Kraft sind nicht unerschöpflich, und ein Mangel kann zu Abwehrschwächen, Schlafstörungen, Ängsten, Konzentrationsstörungen und einem Verlust des inneren Gleichgewichts führen.

Für die Aufnahme von Flüssigkeit empfiehlt sich stilles Wasser, Leitungswasser oder Kräutertee. Die Nieren benötigen genügend Flüssigkeit, um nicht benötigte Substanzen aus dem Körper auszuscheiden. Eine Mindestmenge lässt sich allerdings schwer festlegen. Das Trinken von warmem Wasser spart Energie, da der Magen diese ansonsten benötigt, um die Flüssigkeit auf eine brauchbare Temperatur zu erwärmen.

Unmittelbar vor oder beim Essen sollte man nicht allzu viel trinken, da sich dies auf das Sättigungsgefühl auswirkt und dem Magen vorgegaukelt wird, dass er verwertbare Nahrung erhält. Dies führt zwar zu einem Unterdrücken des Hungergefühls, jedoch auch zu einem Energiedefizit. Im Sinne von TCM und Qi Gong ist ein Handeln wider die Natur niemals als sinnvoll anzusehen.

Einordnung der Nahrungsmittel

Nach Anschauung der Diätetik gibt es keine Nahrungsmittel, die grundsätzlich gut oder schlecht sind. Stattdessen erfolgt eine Betrachtung der Wirkung, die moderat oder durchaus extrem sein kann. Angestrebt wird im Folgenden eine ausgewogene Zusammenstellung der Zutaten einer Mahlzeit. Auch hier gilt somit – wie in allen Bereichen der TCM üblich – ein ganzheitlicher Ansatz.

Die beiden wichtigsten Unterscheidungskriterien sind die Einteilungen in kalt und heiß (*thermische Wirkung*) sowie in feucht und trocken (siehe Abbildung 4).

kalt	heiß
feucht	trocken

Abbildung 4

Zu den kalten Lebensmitteln gehören z.B. Grüner Tee, Gurken, Zucchini, Joghurt, Eis, Birnen, Salz, Mineralwasser, Bier, Tomaten, Sojasauce, Spargel, Zucchini, Kürbis, Safran, Sauerampfer, Krebs, Algen, Wassermelone, Paprika, Zitrone, Quark, Banane, Endivie, Tofu und Wildfleisch.

Nicht ganz so kalt (kühl) sind z.B. Kräutertee, Äpfel, Weizen, Brokkoli, Blattsalat, Brombeeren, Sojabohnen, Tofu, Ente, Pute, Gans, Sauerkraut, Blumenkohl, Mango, Orange, Sonnenblumenöl, Marmelade, Schwein, Kresse, Pflaumen, Mais, Kohlrabi, Hülsenfrüchte, Pfefferminz und Sellerie.

Eine neutrale Wirkung weisen z.B. Spinat, Hirse, Spargel, Roggen, grüne Bohnen, Radieschen, Süßkartoffeln, Scholle, Pilze, Feldsalat, Auberginen, Mandarinen, Erbsen, Käse, Avocado, Zucker, Himbeeren, Hafer, Rosenkohl, Butter, Distelöl, gekochtes Getreide, Brot, Nudeln, Reis, Eier, Sauermilcherzeugnisse, Kartoffeln, Möhren, Pilze, Trauben, Feigen, Nüsse, Rindfleisch und Schwarzer Tee auf.

Als nicht allzu heiß (warm) werden z.B. Kakao, Milch, Wein, Kokosmilch, Essig, Rote Bete, Lauch, Zwiebeln, getrocknete Kräuter und Gewürze, Sonnenblumenkerne, Pfirsich, Papaya, Pflaumen, Erdbeeren, Kirschen, Fisch, Huhn, Kürbis, Rosinen, Aprikosen, Knoblauch, Dill und Ingwer angesehen.

Eine heiße Wirkung haben z.B. starke alkoholische Getränke, Fenchel, weißer Rettich, Chili, Ananas, scharfe Gewürze, gegrilltes Fleisch, Pfeffer, Muskat, Gewürztees, Kaffee, Zimt, Thymian, Anis, Ziegen-/Schafkäse, bittere Schokolade, Wurst, Nelken, Essig, Curry und Kardamon.

Die thermische Wirkung eines Lebensmittels bleibt immer dieselbe. D.h. eine Gurke ist immer kalt, ganz gleich ob kalt oder warm genossen, und eine Chilischote bleibt heiß, unabhängig davon mit welcher Temperatur sie serviert wird.

Zu den feuchten Nahrungsmitteln gehören fette und süße Speisen, aber auch Milchprodukte und Rohkost. Beispiele sind süßer Alkohol, Käse aus Kuhmilch, Schokolade, Nüsse, Honig, Datteln, Öle, Avocados, Marmelade, Quark, Banane, Joghurt, Bier, Himbeere, Mineralwasser, Birne, Tofu, Melone, Kresse, Schwein, Gans, Ente, Äpfel, Mangos, Orangen, Sauerkraut, Spinat, Mandarinen, Erbsen, Butter, Rosenkohl, Milch, Trauben, Rosinen, Feigen, Aprikosen sowie Fisch und Wurst mit hohem Fettanteil.

Als trocken werden z.B. Thymian, Rosmarin, Basilikum, Ingwer, Tabasco, Oregano, Sellerie, Roggen, Kaffee, starke alkoholische Getränke, Muskatnuss, Gewürztees, Pfeffer, gegrilltes Fleisch, Krebs, Algen, grüner und schwarzer Tee, manche Pilzsorten, Pfefferminz, Spargel, Grüne Bohnen, Hafer, Weizen, Fenchel, Petersilie, Dill, Lauch, Koriander, Kardamon, Zimt und Nelken angesehen sowie allgemein scharfe und würzige Nahrungsmittel.

Als in dieser Hinsicht eher neutral gelten Fleisch und Käse von Schaf und Ziege, magere Wurst, trockener Wein, Curry, fettarmer Fisch, Paprika, Knoblauch, Kastanien, Kirschen, Pfirsiche, Karotten, Rindfleisch, Krabben, Hähnchen, Erdbeeren, Kürbis, Reis, Nudeln, Brot, Feldsalat, weiße Champignons, Auberginen, Brokkoli, Tomaten, Zitronen, Zucchini, Sauerampfer, Gurken, Melonen, Kohlsorten, Brombeeren, Zitronen, Kartoffeln, Radieschen, Hülsenfrüchte und Mais.

Das Ziel bei der Zusammenstellung der Mahlzeiten sollte sein, dass diese in Hinblick auf die o.g. Klassifizierungen ausgewogen sind. Dies ist der Fall, wenn sich der größte Teil der Nahrung im jeweils neutralen Bereich befindet. Vermieden werden sollte nach Möglichkeit, dass Sie ausschließlich extrem bewertete Nahrungsmittel verwenden, denn dies führt zu Einseitigkeit oder aber einem Spannungsbogen und kann den Körper ins Ungleichgewicht bringen. Dies wiederum kann langfristig ein breites Spektrum an ungünstigen Folgen nach sich ziehen, wie Mangel an Energie und Leistungsfähigkeit, Müdigkeit, Vergesslichkeit, Gereiztheit, Kopfschmerzen, einer Erhöhung von Blutdruck, Blutfett und Blutzucker,

Kopfschmerzen und natürlich Übergewicht mit allen dazugehörige Begleiterscheinungen.

Es ist nicht notwendig, dass Sie die Einteilung von allen o.g. Lebensmitteln auswendig lernen. Es sollte genügt, wenn Sie sich über die Wirkung derjenigen, die Sie am häufigsten verwenden, bewusst sind. Darüber hinaus können Sie mit Achtsamkeit und etwas Erfahrung in vielen Fällen selbst erkennen, ob sich etwas, das Sie essen, heiß oder kalt, feucht oder trocken anfühlt. Wichtig ist, dass Sie das richtige Bewusstsein für die Thematik entwickeln und nach den Mahlzeiten stets beobachten, wie Sie sich fühlen. Mit der Zeit wird Ihnen dies fraglos helfen, sich noch bewusster, ausgewogener und gesünder zu ernähren.

Der daoistischen Philosophie zufolge lassen sich alle Dinge und Abläufe im Universum anhand von *5 Elementen*, bzw. *5 elementaren Wandlungsphasen* beschreiben. Diese 5 Elemente sind

1. Holz
2. Feuer
3. Erde
4. Metall
5. Wasser.

Nach diesem Modell wird jedem der Elemente u.a. eine spezifische Geschmacksrichtung zugordnet (siehe Abbildung 5). Dabei handelt es sich um

1. sauer
2. bitter
3. süß
4. scharf
5. salzig

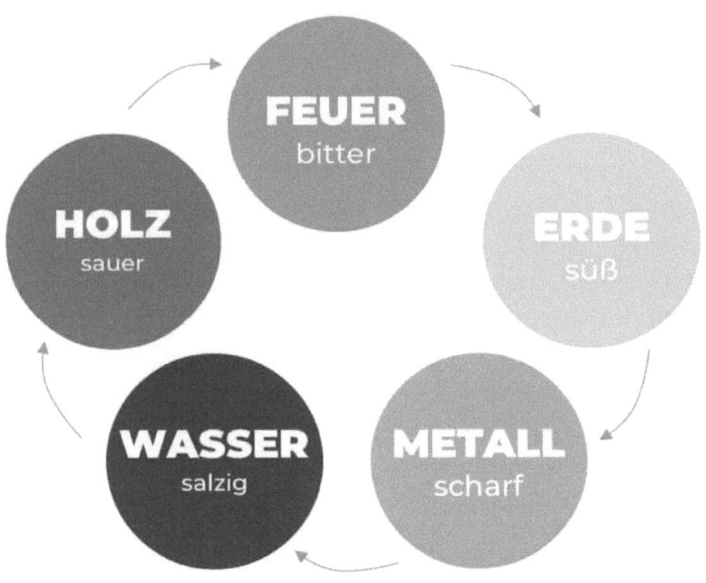

Abbildung 5

Saure Nahrungsmittel haben eine konservierende und beruhigende Wirkung im Körper, bedingen Wachstum und bieten Flexibilität. Beispiele sind Zitronen, Orangen und Äpfel.

Bittere Nahrungsmittel haben eine ableitende, entgiftende und entzündungshemmende Wirkung. Beispiele sind Kaffee, Tee, Mangold, Spinat, Artischocken, Ingwer, Oliven, Auberginen, manche Kräuter, wie Löwenzahn und Brennnessel, sowie Gewürze, wie Kurkuma, Senfkörner, Thymian und Zimt.

Süße Nahrungsmittel dienen der allgemeinen Energieversorgung und haben eine entspannende Wirkung. Beispiele sind Zucker, süße Früchte sowie gekochtes Getreide.

Scharfe Nahrungsmittel kurbeln Bewegungen im Körper an, lösen Blockaden auf, haben eine trocknende Wirkung und dienen der Reinigung (z.B. der Lunge). Beispiele sind Chilis, Meerrettich, Lauch und Senf.

Salzige Lebensmittel sind schleimlösend, sorgen für Reinigung und helfen bei der Verdauung. Beispiele sind Salz, Schalen- und Krustentiere und manche Gemüsesorten, wie Sellerie.

Wenn man von allen fünf Geschmacksrichtungen isst, dann ist der Körper im Gleichgewicht und kann optimal arbeiten. Dies bedeutet nicht, dass sie alle Geschmacksrichtungen in einer einzigen Mahlzeit unterbringen müssen, sondern dass sie diesbezüglich hin und wieder abwechseln und variieren sollten. In der chinesischen Küche werden z.B. häufig zwei Varianten miteinander kombiniert, wie z.B. süß-sauer oder salzig-scharf usw. Des Weiteren sind die Lieferanten für die o.g. Geschmacksrichtungen als Extreme zu betrachten, d.h. sie sollten in der gesamten Mahlzeit nicht dominieren, sondern immer nur eine Nuance bilden. Zu viel Salz ist bekanntlich schädlich für den Blutdruck, zu viel Zucker wirkt sich nachteilig auf Blutzucker und Zähne aus, und nicht jeder verträgt viel Schärfe. Achten Sie einfach darauf, dass sie hin und wieder dem Gaumen ein unterschiedliches Geschmackserlebnis bieten, dann haben Sie gute Chancen, dem 5-Elemente-Modell der TCM zu genügen und die inneren Abläufe in Ihrem Körper in Balance und Schwung zu halten.

Gerichte auf Grundlage der Diätetik

Typische Zutaten, die in der chinesischen Küche verwendet werden und den Grundsätzen der Diätetik, bzw. der TCM entsprechen, sind die folgenden:

-Knoblauch: reinigt das Blut, fördert die Verdauung
-Ingwer: stärken die Nieren
-Weizenkeimöl, Sojaöl: zellregenerierend
-Zwiebeln, Schalotten: antibakteriell, antibiotisch
-Reiswein: stärkt das Herz-Kreislauf-System.

Darüber hinaus werden u.a. die folgenden Heilpflanzen, Kräuter und Früchte für den regelmäßigen Verzehr empfohlen:

Thermische Wirkung kalt:
- Aloe Vera
- Bananen
- Chrysantheme
- Gurken
- Löwenzahn
- Pfefferminze
- schwarzer Sesam
- Wassermelone.

Thermische Wirkung warm:
- Engelwurz (Angelikawurzel)
- Fenchel
- Datteln
- Rosmarin
- Walnuss
- Muskatnuss
- Koriander
- Ginseng.

Anschließend finden Sie einige Gerichte, die mit relativ moderatem Aufwand zuzubereiten sind. Sie sind nach den Maßstäben der chinesischen Diätetik ausgewogen und eignen sich daher zum Einbau in Ihren Ernährungsplan. Die Rezepte sind lediglich exemplarischer Natur und sollen zur Inspiration dienen. Sie können sie selbstverständlich nach Belieben, Geschmack und Verfügbarkeit der Zutaten modifizieren. Die Koch- und Garzeiten differieren je nach der Menge und der Größe der der Zutaten, Temperatur usw. Des Weiteren können die Gerichte um eine Beilage, z.B. Reis oder Salat, ergänzt werden.

<u>Ingwerhuhn mit Reiswein</u>
- Zutaten: Butter oder Öl, Ingwer, Hühnerbein (oder andere Teile vom Huhn), Mais, Paprikapulver, Curry, Pfeffer, Salz, Reiswein

32

-Zubereitung: Butter/Öl in einer Pfanne erhitzen, darin kleingeschnittenen Ingwer bei niedriger Hitze kurz anbraten; Hühnerbein zugeben, mit Paprikapulver bestreuen und rundherum anbraten; Reiswein angießen und Mais hinzufügen; alle mit Currypulver bestreuen und einige Minuten sieden lassen, bis das Fleisch gar ist; mit Salz und Pfeffer abschmecken

Lauchpfanne mit Tofu
-Zutaten: 1 Knollensellerie, Lauchstangen, Karotten, Öl, Gemüsebrühe, Zwiebeln, Kartoffeln, Tofu, Paprikapulver, Pfeffer, Salz
-Zubereitung: Lauch und Zwiebeln klein schneiden, Sellerie, Kartoffeln und Tofu würfeln; in einer Pfanne Öl erhitzen, Tofu mit Paprikapulver bestreuen und ca. 20 Minuten anbraten; in einem Topf ca. 250 ml Gemüsebrühe erhitzen und Kartoffeln, Sellerie, Zwiebeln, Karotten und Lauch ca. 20 Minuten kochen lassen, bis die Karotten weich sind; Tofuwürfel hinzugeben und mit Salz und Pfeffer abschmecken

Fleisch mit süß-saurer Soße
-Zutaten: Rind- oder Schweinefleisch, Ingwer, Zwiebeln, Bohnen, Sojaöl, Reiswein, Hühner- oder Gemüsebrühe, Mehl, Zucker, Essig, Salz, Pfeffer
-Zubereitung: Fleisch in dünne Streifen schneiden und in Mehl wälzen; gehackten Ingwer, gehackte Zwiebeln, je etwas Brühe, Reiswein, Essig und Zucker in einer Schüssel vermischen; das Fleisch in einer Pfanne im Sojaöl scharf anbraten, Bohnen zugeben und danach einige Minuten schmoren lassen; die Sauce unterrühren und etwas eindicken lassen

Hühnersuppe
-Zutaten: 1 Suppenhuhn, Bund Suppengrün, Ingwer, Schnittlauch, Knoblauchzehen, 250 – 300 g Reis, Salz
-Zubereitung: das Huhn, Suppengrün, gehackten Knoblauch und Ingwer in ca. 2 l Salzwasser ca. 1 1/2 Stunden bei kleiner Hitze offen garen; die Brühe sieben und das Fett abschöpfen; den gekochten Reis hineingeben, mit gehackter Petersilie würzen; nach Belieben kann das Fleisch vom Knochen gelöst und wieder in die Suppe hineingegeben werden

Fisch mit Paprika-Pilzgemüse

-Zutaten: 500 g Rotbarschfilet (alternativ Seelachs oder Kabeljau), rote Paprikaschote, Champignons, Schalotten oder Zwiebeln, Knoblauchzehe, Hühner- oder Gemüsebrühe, Essig, Reiswein, Sojasauce, Tomatenmark, je 1 Prise Salz, Pfeffer und Zucker

-Zubereitung: getrocknete Fischfilets einige Minuten in Reiswein ziehen lassen; in einer Pfanne Öl erhitzen und Knoblauch und Zwiebeln andünsten, den Fisch zugeben, ca. 20 Minuten schmoren; Paprika und Pilze in Streifen schneiden und in einer Pfanne anbraten; etwas Brühe, Tomatenmark, Sojasauce und Essig mischen und über das Gemüse geben; abschließend die Paprika-Pilz-Sauce über den Fisch gießen

Gemüse-Putencurry mit Kokosmilch

-Zutaten: 50 – 100 g Duft- oder Klebreis, 100 ml Hühnerbrühe, 100 ml Kokosmilch, Putenschnitzel oder Tofu, Öl, Pilze, Erbsen, Zwiebel, Koriander, Salz, Pfeffer, Mehl, Currypulver

-Zubereitung: in einer Pfanne Öl erhitzen und gewürfeltes Fleisch oder Tofu darin anbraten, salzen und pfeffern; Pilze und Zwiebeln in einer Pfanne anbraten, mit Mehl und Curry bestäuben und Kokosmilch und Brühe hinzugießen; Erbsen dazugeben und einige Minuten bei kleiner Hitze garen; mit Koriander, Salz und Pfeffer abschmecken; Kokosmilch-Sauce zum Fleisch geben und etwas ziehen lassen

Chili sine carne

-Zutaten: Dosenmais, Kidneybohnen, Dosentomaten oder Fleischtomaten und Tomatenmark, rote und grüne Paprika, 1 Chilischote, Knoblauch, Zwiebel, Zucker, Kurkuma, Paprikapulver, Salz, Pfeffer

-Zubereitung: in einer Pfanne etwas Öl erhitzen und gewürfelte Zwiebeln, Paprika, Chili und Knoblauch darin anbraten; Bohnen und Tomaten hinzugeben und köcheln lassen, bis die Bohnen gar sind; mit Paprikapulver, Kurkuma, Zucker, Salz und Pfeffer abschmecken

Falafel
-Zutaten: ca. 300 g Kichererbsen (aus der Dose oder zuvor ca. 24 h quellen lassen), Zwiebeln, Knoblauchzehen, 1 Chili, Kurkuma, 1 Bund Petersilie, Kreuzkümmel
-Zubereitung: Zwiebeln, Knoblauch, Chili und Kichererbsen fein hacken und in einem Mixer oder mit einem Pürierstab pürieren; mit Kümmel, Salz und Kurkuma abschmecken und gehackte Petersilie unterheben; aus der Masse kleine Bällchen kneten und in heißem Öl anbraten oder frittieren; dazu passt z.B. ein beliebiger Dip

Gesunde Kräutertees

Kräutertee sind neben Wasser am ehesten zur Deckung des Flüssigkeitsbedarfs geeignet. Sie haben zusätzlich den Vorteil, dass sie durch ihre wertvollen Inhaltsstoffe, wie Vitamine, Mineralien und Enzyme, eine positive Auswirkung auf unsere Gesundheit entfalten können. Die folgenden Sorten gelten in China und nach den Maßstäben der TCM als besonders empfehlenswert.

Grüner Tee
Der Grüne Tee gilt gemeinhin als das gesündeste Getränk (siehe Abbildung 6). Seine anregende Wirkung verdankt er dem Coffein.
-Ziehzeit: 1-2 Min.
-Wirkung: Vitamine, Verbesserung von Blutdruck, Blutfett, Cholesterin und Blutzuckerwerte, Senkung des Risikos für Herzinfarkt

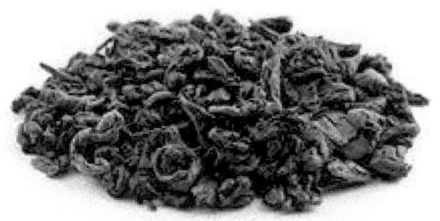

Abbildung 6

Pu-Erh-Tee

Der rote Pu-Erh-Tee gilt als die älteste Teesorte der Menschheitsgeschichte.

-Ziehzeit: ca. 1 Min.; die Blätter sind mehrfach aufkochbar

-Wirkung: beeinflusst Stoffwechsel günstig, entgiftet, entschlackt, regt Verdauung an, stärkt das Immunsystem, beeinflusst ernährungsbedingte Krankheiten günstig

Jiaogulan-Tee

In der Region, in der der Jiaogulan wächst, gelten die Menschen als besonders langlebig, weshalb er auch als „Unsterblichkeitskraut" bekannt ist.

-Ziehzeit: ca. 10 Min.; eine geringe Menge der Kräuter genügt

-Wirkung: wirkt beruhigend bei Stress, Einschlafstörungen und erhöhtem Blutdruck, Senkung des Blutzuckerspiegels und die Blutfettwerte, wirkt blutbildend, unter Umständen krebshemmend und stärkt das Immunsystem

Oolong-Tee

Der Ooolong-Tee gilt auch als Schlankheitsmittel, da durch seinen Genuss Studien zufolge der Stoffwechsel verbessert wird, bzw. der Energie-Metabolismus zunimmt.

-Ziehzeit: ca. 3 Min.; bei einem weiteren Aufguss kann man die Ziehzeit verlängern

-Wirkung: Zunahme des Energie-Metabolismus, Senkung des Blutzuckerspiegels, Schutz der Blutgefäße vor gefährlichen Ablagerungen, Stärkung des Immunsystems, antibakterielle Wirkung, beugt Hautalterung vor

Ginseng-Tee

Ginseng gilt als eines der nährstoffreichsten Lebensmittel der Welt. Er wird seit Jahrtausenden in der chinesischen und koreanischen Medizin

verwendet. Er sollte nicht mit dem „sibirischen Ginseng" (Taigawurzel=
verwechselt werden.
-Ziehzeit: ca. 5-10 Min.
-Wirkung: Stärkung des Immunsystems, antioxidative Wirkung, Steigerung von mentaler Leistungsfähigkeit und Konzentration, Verringerung
von Stresssysmptomen

Ingwer-Tee

Ingwer war in der westlichen Hemisphäre lange Zeit insbesondere als
Teil von exotischen Speisen, z.B. Sushi, bekannt. Dabei wird Ingwer
nicht nur in der chinesischen Küche, sondern aufgrund seiner positiven
gesundheitlichen Effekte auch in der TCM verwendet.
-Ziehzeit: ca. 5-10 Min.
-Wirkung: Lieferant von Vitamin C und vielen Mineralien, antibakteriell
und entzündungshemmend, Anregung von Durchblutung und Kreislauf,
Förderung der Verdauung und Stoffwechsel

Brennessel-Tee

Die Brennesselpflanze ist auf der gesamten Nordhalbkugel verbreitet.
Obwohl sie häufig als Unkraut verkannt wird, ist ihr hoher medizinischer
Nutzen mittlerweile unbestritten.
-Ziehzeit: ca. 5 Min.
-Wirkung: hemmt Entzündungen und Bakterien, harntreibend, entwäs-
sernd, entschlackend, entgiftend, Linderung bei Heuschnupfen und ande-
ren Allergien, Vitamin A und C, Stärkung der Abwehrkräfte

Qi Gong-Übungen

Die im Folgenden dargestellten praktischen Übungen sind allesamt sehr gut geeignet, um die Lebensenergie, über die wir verfügen, zu maximieren und den Fluss des Qi in unserem Körper zu optimieren. Auf diese Weise werden die Stoffwechselprozesse angekurbelt, und überflüssige Energie wird verwertet. Sie sind exemplarischer Natur, d.h. Sie können sich z.B. in meiner Buchreihe „Bleib jung mit Qi Gong!" weitere Übungen aussuchen und diese ebenfalls in Ihr persönliches Trainingsprogramm integrieren. Sie finden in diesen Bänden auch viele allgemeine Hinweise z.B. zu Atmung, dem vorbereitenden Qi Gong-Zustand oder den idealen Rahmenbedingungen für die Übungssitzung.

Es existieren Übungen im Stehen („Die 8 Brokate im Stehen", „Die 18 Tai Chi-Übungen"), im Sitzen („Die 8 Brokate im Sitzen", „Der Kleine Himmelskreislauf", „Die Embryoatmung"), im Laufen („Das daoistische Kreisgehen", „Das Spiel der 5 Tiere") sowie im Liegen („Knochenmark-Qi Gong"). Diese sind allesamt geeignet, um Ihre Ziele zu erreichen.

Ein wesentlicher Grundsatz für den Übungserfolg stellt die Regelmäßigkeit dar. Ebenso wichtig sind Ausdauer und Beharrlichkeit. Wenn Sie einige Qi Gong-Übungen gefunden haben, die Ihnen gefallen, dann legen Sie idealerweise eine feste Tageszeit fest, an denen Sie sich diesen ungestört widmen können. Vermeiden Sie übertriebenen Ehrgeiz und üben Sie nur solange, wie Sie sich gut fühlen und es Ihnen Spaß macht. Im Qi Gong spricht man von der „70 %-Regel", was bedeutet, dass Sie niemals bis zur Grenze Ihres Belastungspotenzials gehen sollten, da sich dies energetisch kontraproduktiv auswirken würde. Des Weiteren sollten Sie sich keinerlei Zeitdruck aussetzen, denn Qi Gong ist dazu gedacht, kontinuierlich ausgeübt zu werden. Die Erfolge für die Gesundheit und das körperliche Wohlbefinden werden demzufolge umso nachhaltiger sein.

Der Stand, mit dem beinahe jedes Qi Gong-Training beginnt, wird mitunter auch als der „Wuji-Stand" bezeichnet. Wuji ist ein wichtiger Begriff in der daoistischen Terminologie und wird mit „Gipfel des Nichts" oder „das Unendliche" übersetzt.

Stellen Sie ihre dazu Füße parallel und schulterbreit nebeneinander. Die gedachte Linie vom höchsten Punkt der Schultern (Akupunkturpunkt Jianjing) durch die Beckenaußenseiten zur Fußsohle (Qi Gong-Punkt Yongquan) sollte eine vertikale Linie darstellen. Die Füße sind gleichmäßig belastet und vermitteln ein Gefühl, als ob sie fest im Boden verwurzelt wären. Das zugehörige Qi Gong-Motto heißt: „Oben leer, unten fest". Damit ist gemeint, dass im oberen Körperbereich Leichtigkeit und Leere vorherrschen, während der untere Bereich (Unteres Dantian, Kwa, Beine) Festigkeit und innere Kraft gewährleisten. Das natürliche Vorbild sind Aufbau und Funktion eines Baumes.

Nach Beendigung einer Qi Gong-Übung wird das Qi stets im Unteren Dantian, das sich unterhalb des Bauchnabels befindet, gesammelt. Dazu legen Sie beide Handflächen eine Zeitlang übereinander auf diesen Bereich, wobei Frauen die linke Hand auf die rechte legen, und Männer die rechte Hand auf die linke. Alternativ heben Sie beide Hände beim Einatmen vor die Brust und bewegen Sie diese beim Ausatmen langsam nach unten.

Ein Qi Gong-Motto lautet: „Die Vorstellung bewegt das Qi, und das Qi bewegt das Blut." Wenn Sie eine der o.g. Schlussübungen ausführen, wird die Lebensenergie demzufolge zu ihrem natürlichen Speicherort, dem Unteren Dantian, geführt, wo sie bei Bedarf abgerufen werden kann.

Die daoistischen Wolkenhände

Eingangs stellen Sie sich in eine neutrale Position (Wuji-Stand). Die Beinarbeit besteht darin, dass Sie sich zunächst zur linken Seite hin wenden, wobei das Gewicht gänzlich auf das linke Bein verlagert und das rechte Bein entlastet wird. Man spricht davon, dass das belastete Bein „voll" (mit Gewicht) und das andere „leer" wird. Danach kehren Sie zur Mitte zurück, um die Bewegung anschließend nach rechts auszuführen. Die Füße bleiben fest im Boden verwurzelt. Die gleiche Beinarbeit wird im Übrigen bei der ersten Schwungübung verwendet.

Bei der Wendung ist es erheblich, dass Sie diese nicht mit den Schultern oder der Rumpfmuskulatur einleiten, sondern mit dem, was die Chinesen als „Kwa" bezeichnen. Darunter ist der Bereich des Beckens einschließlich der inneren Organe und zugehörigen Muskeln sowie der Leistenbänder zu verstehen. Weiterhin sollten Sie darauf achten, dass der Oberkörper stets gerade ausgerichtet bleibt, d.h. die Schultern müssen sich jeweils in einer senkrechten Linie über den Hüften befinden.

Zur Ausführung der kompletten Übung nehmen Sie eingangs beide Hände vor die Brust, wobei die Handflächen zueinander zeigen (siehe Abbildung 7).

Bei der Körperwendung nach links steigt nun die rechte Hand nach links oben, wohingegen die linke Hand gerade nach unten bis neben die linke Hüfte geführt wird. Die Handflächen zeigen stets in die Bewegungsrichtung, und der Blick folgt der jeweils aufsteigenden Hand. Während diesem Teil der Übung wird eingeatmet (siehe Abbildung 8).

Beim Ausatmen wenden Sie den Körper bis in die Mitte zurück, woraufhin die Bewegung beim nächsten Einatmen fließend zur anderen Seite hin ausgeführt wird. Der Bewegungsablauf wird dabei nach Beginnen der Übung niemals angehalten, d.h. es findet kein Verweilen in der Ausgangsposition statt. Folglich muss der/die Übende mit der Zeit ein Gefühl für das richtige Timing und die richtige Koordination von Bewegung und Atmung bekommen.

Die daoistischen Wolkenhände haben viele positive Wirkungen und gelten als sehr umfassende Qi Gong-Übung. Durch die Gewichtsverlagerung und die spiraligen Bewegungen erfahren die verschiedenen Teile unseres Körpers ein Öffnen und Schließen, Strecken und Beugen, Schrauben und Drehen. Außerdem wird der Körper energetisch mit der Wirbelsäule verbunden, der Qi-Fluss wird angeregt und die inneren Organe werden sozusagen massiert. Durch den weichen und langsamen Charakter der Bewegungen wird unser Geist entspannt und viel frisches Qi aufgenommen. Spiralförmige Bewegungen werden im Qi Gong im Übrigen gerne mit „Das Spinnen des Seidenfadens" umschrieben.

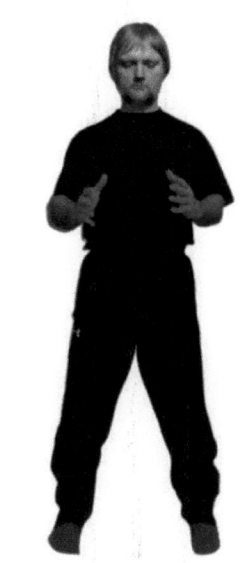

Abbildung 7

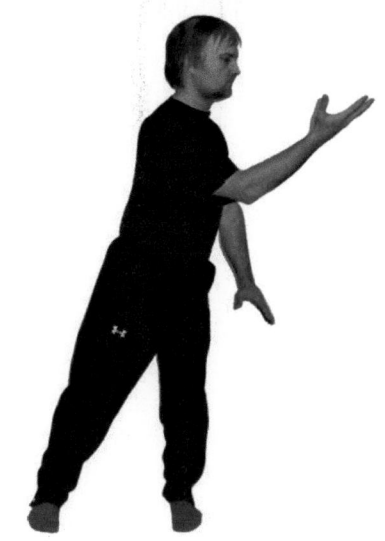

Abbildung 8

1.Brokat im Stehen: Den Himmel stützen

In der Ausgangsstellung formen die Hände vor dem Unterbauch eine Schale, indem die Handflächen nach oben und die Fingerspitzen mit etwas Abstand zueinander zeigen (siehe Abbildung 9).

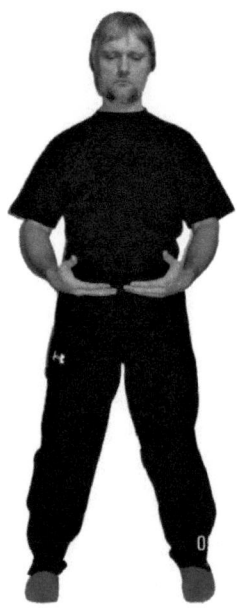

Abbildung 9

Beim Einatmen werden die Arme auf einer geraden Linie senkrecht nach oben geführt. Dabei drehen sich die Unterarme ab Brusthöhe einmal um die eigene Achse, sodass die Daumen nach vorne zeigen und die kleinen Finger dem Körper zugewandt sind. Schließlich ragen die Arme in locker angewinkelter Position über dem Kopf in die Höhe. Die Arme und Hände haben nun eine stützende Position erreicht, und der Blick geht gleichfalls zum Himmel. Bei diesem Prozess wird der Körper etwas angehoben, bzw. gestreckt, während die Füße fest auf dem Boden bleiben (siehe Abbildung 10).

Beim anschließenden Ausatmen führen die Arme zu den Seiten hin eine Kreisbewegung durch, wobei die Handflächen nach außen zeigen. Schließlich kehren sie in die ursprüngliche Position zurück. Bei diesem Vorgang werden die Knie wieder gebeugt, sodass der Körperschwerpunkt abgesenkt wird.

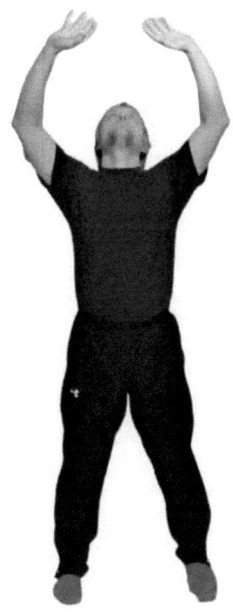

Abbildung 10

3.Tai Chi-Übung: Den Regenbogen bewegen

Die Übung beginnt im normalen Wuji-Stand. Beim ersten Einatmen werden beide Arme vor dem Körper gerade nach oben geführt. Lassen Sie die Hände dabei locker hängen. Schließlich ragen die Arme annähernd gestreckt in die Höhe, wobei die Handflächen jeweils nach innen zeigen. Der Blick bleibt nach vorne gerichtet (siehe Abbildung 11).

Beim Ausatmen wird das Körpergewicht gänzlich auf das rechte Bein verlagert, und die linke Hand wird nach außen bis etwa auf Höhe der

Schultern bewegt. Die rechte Hand befindet sich nun über dem Scheitel, sodass beide Handflächen weiterhin zueinander zeigen. Der Blick orientiert sich dabei zur linken Hand hin. Diese Position können Sie für einige Augenblicke aufrechterhalten (siehe Abbildung 12).

Beim darauffolgenden Einatmen kehren Sie in die Ausgangsstellung zurück. Anschließend wird die Bewegung zur anderen Seite hin wiederholt.

Nach Belieben können Sie sich bei der Ausführung der Übung vorstellen, dass Sie einen Regenbogen zwischen ihren Händen hin und her bewegen. Dies sorgt für eine große innere Ruhe.

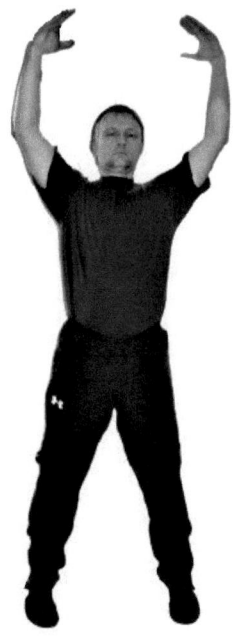

Abbildung 11

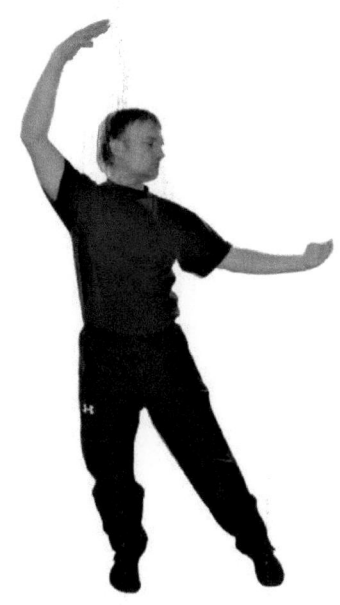

Abbildung 12

18.Tai Chi-Übung: Qi in den Körper füllen

Die letzte der 18 Tai Chi-Übungen stellt gleichzeitig die ideale Abschlussübung der Serie dar, gleich ob Sie zuvor alle oder lediglich ausgewählte Einzelübungen durchgeführt haben. Sie ist auch unter dem Namen „Das Qi beruhigen" bekannt und schließt somit den Kreis insofern, als dass die 1.Übung die Bezeichnung „Das Qi aufwecken" trägt. Selbstverständlich kann sie – wie in Band 1 der Reihe ausgeführt – auch als Abschlussübung für alle möglichen Qi Gong-Praktiken dienen.

Darüber hinaus stellt sie unabhängig davon eine der vorteilhaftesten und vollständigsten Qi Gong-Übungen überhaupt dar. Die drei Qi Gong-Prinzipien *Bewegung* + *Vorstellung* + *Atmung* werden bei ihr perfekt miteinander kombiniert und sorgen dafür, dass frisches Qi in den Körper bis zum Unteren Dantian befördert und gleichzeitig verbrauchtes Qi nach außen geführt wird.

Beim Einatmen werden aus der Ausgangsstellung heraus beide Arme seitlich in einer großen, kreisförmigen Bewegung über den Kopf gebracht. Die Handflächen zeigen währenddessen nach oben. Abschließend bilden die Hände ein Dach (siehe Abbildung 13).

Beim sehr langsamen Ausatmen werden beide Hände vor dem Körper nebeneinander senkrecht nach unten bis zum Unteren Dantian geführt. Der Blick begleitet die Bewegung (siehe Abbildung 14).

Diesen Ablauf können Sie in beliebiger Häufigkeit wiederholen. Danach wechseln Sie zum zweiten und abschließenden Teil der Übung.

Bei demselben werden beim Einatmen beide Hände seitlich ausgebreitet vor den Körper genommen, so als ob Sie einen großen (Qi-) Ball umarmen würden.

Beim darauffolgenden Ausatmen führen Sie beide Hände zum Körper hin, bis diese schließlich auf dem Unterbauch zum Liegen kommen. Frauen legen die rechte Hand zuerst auf und die linke Hand darüber, bei Männern verhält es sich umgekehrt (siehe Abbildung 15).

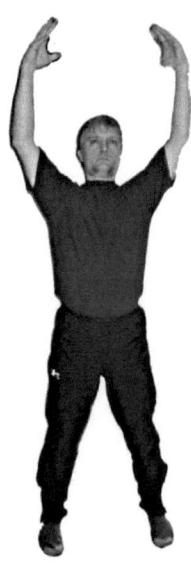

Abbildung 13

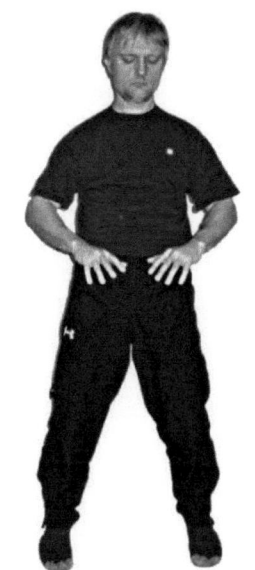

Abbildung 14

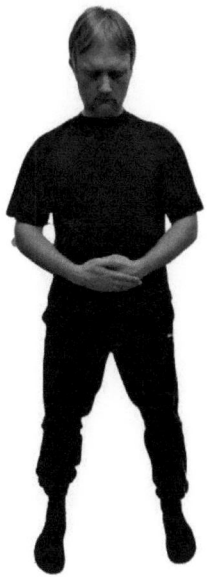

Abbildung 15

Schließen Sie die Augen und bleiben Sie für eine Weile mit Ihrer Aufmerksamkeit beim wichtigsten Qi Gong-Punkt, dem Unteren Dantian. Atmen Sie dabei ruhig in der normalen Bauchatmung weiter.

Beim ersten, bzw. dem Hauptteil der Übung können Sie sich beim Einatmen vorstellen, dass Ihre Arme weit ins Universum hinausgreifen und eine große Menge frische Energie in den Bereich oberhalb Ihres Kopfes schaufeln. Das dort komprimierte Qi wird danach beim Ausatmen durch den Scheitelpunkt in den Körper gefüllt, abwärts geleitet und im Unteren Dantian gespeichert. Durch die Fußsohlen (Sprudelnde Quelle-Punkte) wird zur gleichen Zeit verbrauchtes Qi nach außen gebracht.

2. Vorbereitende Übung des Lohan Qi Gong: Energie mit den Händen aufnehmen

Aus dem Wuji-Stand heraus nehmen Sie eingangs die linke Hand etwas hinter den Körper und wenden sich entsprechend in diese Richtung (Abbildung 16).

Danach wird die Hand mit nach oben zeigender Handfläche aufwärts und nach vorne geführt, bis sie sich in etwa vor der Schulter befindet. Die Körperachse wird dabei wieder gerade ausgerichtet (siehe Abbildung 17).

Nun drehen Sie die Handfläche nach unten und bewegen die linke Hand abwärts und nach rechts bis vor die rechte Hüfte. Dabei wird der Körper ebenfalls in diese Richtung gewendet. Gleichzeitig nehmen Sie die rechte Hand bereits etwas hinter den Körper.

Danach wiederholen Sie den Bewegungsablauf zur anderen Seite hin, indem Sie nunmehr die rechte Hand zunächst nach oben und dann nach links unten führen. Diesen Ablauf können Sie dann nach Belieben immer so weiter vollziehen.

Der Blick verfolgt jeweils den Lauf der sich bewegenden Hand.

Diese Übung ist sehr wirkungsvoll und befördert über die Lao Gung-Punkte an den Handflächen viel frische Energie in den Körper. Außerdem werden durch die Gewichtsverlagerungen und Drehbewegungen der Rumpf und die Extremitäten energetisch miteinander verbunden.

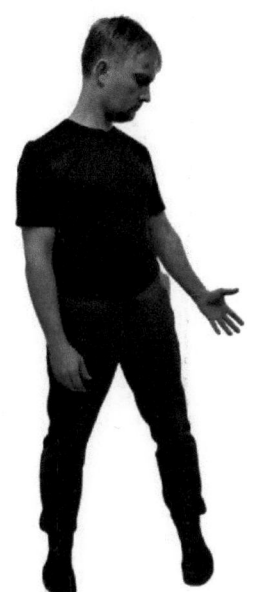

Abbildung 16

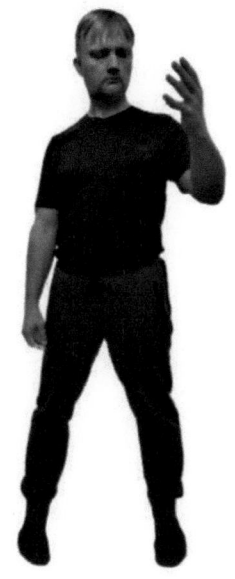

Abbildung 17

Zusammenfassung – die 8 Goldenen Regeln der Qi Gong-Diät

Abschließend wollen wir das Wissen über Qi Gong und die Traditionelle Chinesische Medizin, das wir in diesem Buch beschrieben haben, noch einmal zusammenfassen. Der historische Buddha Sidartha Gautama nannte den Kern seiner Lehre den „Edlen achtfachen Pfad". Im Daoismus stellen die „8 Trigramme" aus dem *I Ging* (Buch der Wandlungen) eine wichtige Symbolik dar. Im Allgemeinen gilt nach fernöstlicher Anschauung die 8 als heilige Zahl, da sie für die Unendlichkeit steht. Auch die Regeln der „Qi Gong-Diät" lassen sich entsprechend gliedern.

1.Hören Sie auf Ihren Körper und folgen Sie Ihrer Intuition. Wenn Ihr Magen sich mit einem Hungergefühl meldet, dann sollten Sie dieses stillen. Wenn Sie keinen Hunger, d.h. einen Bedarf an Energie, verspüren, dann vermeiden Sie eine überflüssige Kalorienzufuhr z.B. durch gezuckerte Drinks und Snacks.

2.Nehmen Sie Ihre Mahlzeiten zu festen Zeiten ein, sodass sich Ihr Stoffwechsel daran gewöhnen kann. Orientieren Sie sich nach Möglichkeit an der Organuhr, die besagt, dass Ihr Verdauungssystem morgens und mittags besser arbeitet als im späteren Verlauf des Tages.

3.Sorgen Sie bei der Zubereitung Ihrer Mahlzeiten dafür, dass Sie dies mit Zeit und Muße tun. Die Einnahme der Mahlzeiten soll mit Genuss verbunden sein und in einer harmonischen Atmosphäre erfolgen. Vermeiden Sie diesbezüglich alles, was mit Stress zu tun hat.

4.Beachten Sie beim Essen die 70 %-Regel des Qi Gong. In diesem Kontext bedeutet das, dass Sie mit dem Essen dann aufhören sollten, wenn ein Sättigungsgefühl erreicht ist. Keinesfalls sollte man sich bis zur maximalen Kapazität vollstopfen.

5.Achten Sie bei den Mahlzeiten darauf, dass diese ausgewogen sind, d.h. die meisten Zutaten nach der TCM neutral und weder sehr feucht, sehr trocken, sehr heiß oder sehr kalt sind. Außerdem sollten alle 5 fünf Geschmacksrichtungen – sauer, bitter, scharf, süß, salzig – vorkommen. Verwenden Sie im Allgemeinen möglichst viele frische, saisonale Zutaten.

6.Achten Sie nach dem Essen genau, wie sich danach fühlen, um herauszufinden, welche Nahrungsmittel Ihnen guttun und welche nicht. Wenn Sie z.B. Übelkeit, Magenbeschwerden oder Abgeschlagenheit feststellen sollten, dann ist das ein Indiz dafür, dass Ihr Körper Probleme mit der Aufnahme, der Verarbeitung oder der Verdauung der Nahrung hat. Jeder ist einmalig – finden Sie für sich das Richtige heraus.

7.Trinken Sie in erster Linie Leitungswasser und Kräutertees. Der Körper braucht während des Tages ausreichend Flüssigkeit. Unmittelbar vor oder bei den Mahlzeiten, d.h. dann, wenn Sie Hunger verspüren, sollten Sie nur mäßig trinken.

8.Üben Sie Qi Gong – am besten in einer täglichen Routine. Suchen Sie sich Übungen heraus, die Ihnen Spaß machen und nach denen Sie sich energiegeladen und ausgeglichen fühlen. Die geschmeidigen Bewegungen, das langsame Atmen und die passenden Vorstellungen helfen Ihnen dabei, sich selbst wahrzunehmen, überflüssige Energiereserven besser zu verarbeiten und glücklicher zu leben.

Übersicht über die Qi Gong-Lehrbücher des Autors

Jin Dao - Bleib jung mit Qi Gong!

Band 1: Die 8 Brokate im Stehen und die 3 Schwungübungen

Band 2: Die 18 Tai Chi-Übungen

Band 3: Das Lohan-Qi Gong

Band 4: Die 8 Brokate im Sitzen und der Kleine Himmelskreislauf

Band 5: Das Spiel der 5 Tiere und das daoistische Kreisgehen

Band 6: Knochenmark-Qi Gong und die Embryoatmung

Band 7: Das Shaolin Neijin-Qi Gong (in Vorbereitung)

Jin Dao – Die Qi Gong-Diät: Ernährung und Bewegung nach der TCM